BEI GRIN MACHT SICH IHR WISSEN BEZAHLT

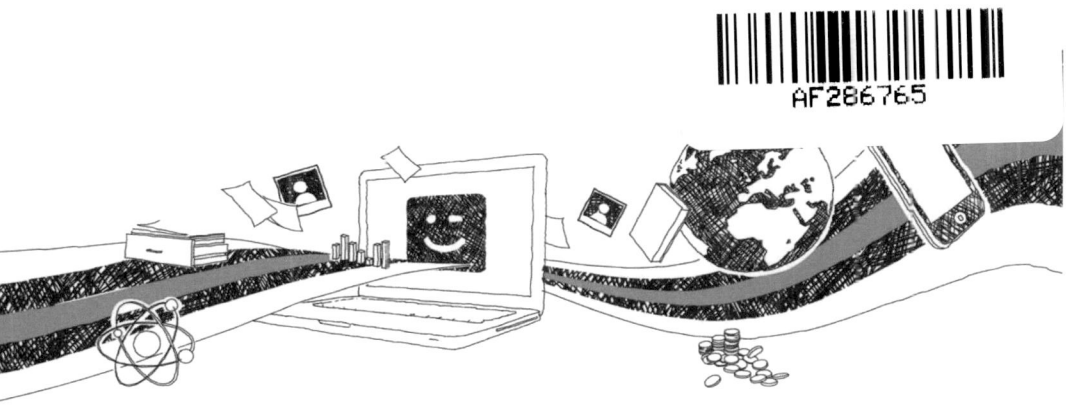

AF286765

- Wir veröffentlichen Ihre Hausarbeit,
  Bachelor- und Masterarbeit

- Ihr eigenes eBook und Buch -
  weltweit in allen wichtigen Shops

- Verdienen Sie an jedem Verkauf

Jetzt bei www.GRIN.com hochladen
und kostenlos publizieren

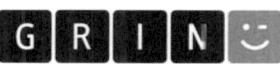

Vorgehensweise in der Medizin am Beispiel der chronischen koronaren Herzkrankheit

GRIN ☺

Bibliografische Information der Deutschen Nationalbibliothek:

Die Deutsche Nationalbibliothek verzeichnet diese Publikation in der Deutschen Nationalbibliografie; detaillierte bibliografische Daten sind im Internet über http://dnb.d-nb.de abrufbar.

ISBN: 9783963556586
Dieses Buch ist auch als E-Book erhältlich.

© GRIN Publishing GmbH
Trappentreustraße 1
80339 München

Druck und Bindung: Books on Demand GmbH, Norderstedt Germany
Gedruckt auf säurefreiem Papier aus verantwortungsvollen Quellen

Das Buch bei GRIN: https://www.grin.com/document/1449337

FOM Hochschule für Oekonomie & Management

Hochschulzentrum Hamburg

Scientific Essay

im Studiengang Gesundheitspsychologie & Medizinpädagogik

über das Thema

Vorgehensweise in der Medizin am Beispiel der chronischen koronaren Herzkrankheit

Abgabedatum: 05-08-2020

Inhaltsverzeichnis

1. Abkürzungsverzeichnis

BÄK = Bundesärztekammer

BMBF = Bundesministerium für Bildung und Forschung

BNK = Bundesverband Niedergelassener Kardiologen

KHK = koronare Herzerkrankung

RKI = Robert Koch-Institut

2. Abbildungsverzeichnis

3. Tabellenverzeichnis

4. Einleitung

Statistiken zufolge sterben jährlich in etwa 16 Millionen Menschen vor ihrem 70. Geburtstag aufgrund der sogenannten „nichtübertragbaren Krankheiten". Unter diesen werden Krankheiten verstanden, die in den meisten Fällen durch ungesunde Lebensstile, Umweltverschmutzungen und dem immensen Markt an lebensgefährdenden Lebensmitteln entstehen, nicht selten chronisch werden und meist mit einem frühzeitigem Tod einhergehen. Neben Diabetes und Krebs, zählen auch Herz- Kreislauferkrankungen zu ihnen (Vgl. Chan, Bloomberg, 2016, S.1). Trotzdem, dass seit einigen Jahren ein deutlicher Rückgang der Sterberate in Bezug auf diese Erkrankungen zu verzeichnen ist, bilden die Herz-Kreislauf-Erkrankungen weiterhin die Spitze der Krankheits- und Todesursache im Erwachsenenalter (Vgl. BMBF, o.J., o.S.).

Zu den Herz-Kreislauf-Erkrankungen gehören beispielsweise Herzrhythmusstörungen und Herzklappenerkrankungen, aber auch hoher Blutdruck (Hypertonie) oder koronare Herzkrankheiten (KHK) werden zu diesen gezählt (Vgl. BNK, o.J., o.S.). Die koronare Herzkrankheit gilt als die häufigste Todesursache in Deutschland, an welcher circa 15% der Männer und 13% der Frauen versterben. Umso wichtiger ist es also, schnelle Diagnosen zu stellen und mit einer angebrachten Therapie zu behandeln (Vgl. RKI, 2015, S. 37).

Dieser Essay wird sich mit der beschriebenen Krankheit beschäftigen und die medizinische Vorgehensweise anhand der koronaren Herzkrankheit beschreiben. Eingegangen wird dabei auf fünf Schritte, die zur vollständigen Beschreibung einer Krankheit führen sollen (Vgl. Georg Thieme Verlag, 2015, S. 1). Beginnend mit einer passenden Definition der Erkrankung, wird anschließend die Epidemiologie dieser beleuchtet, bevor auf die Diagnostik- und Therapiemöglichkeiten eingegangen wird. Abschließend folgt die Prognose der Krankheit und ein kurzes Fazit.

5. Chronische KHK – Medizinische Vorgehensweise

Angelehnt an die medizinische Systematik zur Beschreibung von Krankheiten (Vgl. Georg Thieme Verlag, 2015, S. 1) wurde folgendes Schema (Vgl. Abbildung 1) erstellt, an welches sich im Rahmen dieses Essays gehalten wird, um die chronische koronare Herzkrankheit aus medizinischer Sicht zu beschreiben.

Abbildung 1: Schema zur medizinischen Beschreibung einer Krankheit

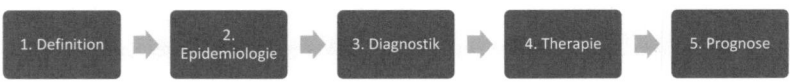

(Quelle: Eigene Darstellung in Anlehnung an Georg Thieme Verlag, 2015, S. 1)

5.1 Definition

Unter einer Krankheitsdefinition wird eine eindeutige und kurz gefasste Begriffsbestimmung verstanden, die eine Abgrenzung zu anderen Krankheiten ermöglicht (Vgl. Georg Thieme Verlag, 2015, S. 1).

Die koronare Herzkrankheit ist auch unter dem Namen „ischämische Herzkrankheit" bekannt und zählt zu den chronischen Herzkrankheiten. Koronar steht dabei für „zu den Herzkranzgefäßen gehörend" und ischämisch für „nicht durchblutet". Durch eine Atherosklerose (Arterienverkalkung) kommt es bei dieser Krankheit zu einer Verengung der Herzkranzgefäße, wodurch das Muskelgewebe des Herzens (Myokard) nur noch mangelhaft durchblutet wird (Vgl. Busch, Kuhnert, 2017, S. 64). Genauer gesagt entsteht dabei im Herzmuskel ein „Missverhältnis zwischen Sauerstoffbedarf und Sauerstoffangebot" (BÄK et al., 2019, S. 12). Zurückzuführen ist die Verengung meistens auf Lipideinlagerungen in die Gefäßwand. Wird dieses nicht schnellstmöglich behandelt, stirbt das betroffene Herzmuskelgewebe ab. Ein typisches Symptom der KHK ist die spürbare Brustenge, die fachsprachlich als Angina pectoris bezeichnet wird, aber erst im fortgeschrittenem Stadium auftritt. Andere Manifestationen können Herzschwäche, Herzrhythmusstörungen oder ein Herzinfarkt sein (Vgl. RKI, 2015, S. 39).

Neben der chronischen Form existiert ebenfalls eine akute Form der KHK, zu welcher beispielsweise der plötzliche Herztod zählt (Vgl. BÄK, 2019, S. 12). Um diesen Bereich wird es im vorliegenden Essay allerdings nicht gehen.

5.2 Epidemiologie

Im Rahmen der Epidemiologie wird sich mit der Prävalenz, Inzidenz und Mortalität einer Krankheit in einer Bevölkerung beschäftigt. Des Weiteren sollten Ursachen und Risikofaktoren betrachtet werden, um anschließend Prognosen stellen und beispielsweise Vorsorgemaßnahmen herausfinden zu können (Vgl. Gräber, 2005, S. 1)

Prävalenz: Im Rahmen des Journal of Health Monitoring des Robert-Koch-Instituts erschien eine Studie, welche die 12-Monats-Prävalenz der KHK und ihren Manifestationen in den Jahren 2014 und 2015 beschreibt. Ihren Ergebnissen zufolge, erkrankten in dieser Zeit 3,7% Frauen und 6% Männer in Deutschland an einer KHK. Dabei steht die Prävalenz in Beziehung zu dem Geschlecht und Bildungsstand der Menschen. Sowohl bei Männern als auch bei Frauen lag der Anteil betroffener Menschen unter 45 Jahren bei unter 1%. Ab 45 Jahren erkrankten 0,9% Frauen an einer KHK, ab 65 Jahren bereits 7,1% und ab einem Alter von über 75 Jahren stieg die Prävalenz auf ganze 16%. Bei den Männern ist ein ähnlicher Anstieg zu verzeichnen. Ab 45 Jahren sind 3,4% erkrankt, ab einem Alter von 75 Jahren und aufwärts waren es bereits 24,1%. Sowohl bei Männern als auch bei Frauen ist zu erkennen, das die Erkrankungsrate mit Abnahme des sozioökonomischen Status weniger wird. Besonders bei Frauen fällt dieses Phänomen auf und ist mit einem Unterschied der Prävalenz von 6,1% zwischen der oberen und unteren Bildungsgruppe zu erkennen. Bei den Männern beträgt dieser nur 1,3% (Vgl. Busch, Kuhnert, 2017, S. 66).

Mortalität: Die KHK gilt bei Männern und Frauen als die häufigste Todesursache. Im Jahr 2013 waren beispielsweise 13,3% aller Todesfälle bei Frauen und 15,6% bei Männern auf die KHK zurückzuführen. Insgesamt sind mit fortschreitender Zeit ebenfalls sinkende Zahlen zu verzeichnen, die ihre Ursache vermutlich in den Veränderungen hinsichtlich des Gesundheitsverhaltens und besserer Behandlungsmöglichkeiten haben (Vgl. RKI, 2015, S 40 f.).

Inzidenz: Eine aktuelle Zahl der Inzidenz war im Rahmen der Literaturrecherche nicht auffindbar. Anhand der Studie „Gesundheit in Deutschland aktuell" aus den Jahren 2009/2010 wurde allerdings eine Inzidenz bei Frauen von 6,6% und bei Männern von 9,6% verzeichnet. Insgesamt können derzeit sinkende Neuerkrankungsraten festgestellt werden (Vgl. RKI, 2015, S. 39). Herausgefunden werden konnte ebenfalls eine signifikant höhere Inzidenz bei Menschen mit einem niedrigen Bildungsgrad und geringem Einkommen (Vgl. Titscher, 2020, S. 90).

Ursachen/ Risikofaktoren: Als Hauptursache einer KHK gilt die Atherosklerose, die zu einer Verengung der Herzkranzgefäße und damit einer Minderversorgung des Herzmuskelgewebes führt. Risikofaktoren, die eine Atherosklerose begünstigen, aber nicht beeinflussbar sind, sind das männliche Geschlecht und erbliche Vorerkrankungen. Beeinflussbare Risikofaktoren sind beispielsweise das Rauchen, Adipositas, Bluthochdruck, erhöhte Cholesterinwerte und das Vorliegen einer Diabetes. Insgesamt ist das Risiko an einer KHK zu erkranken also höher, wenn überwiegend ungesunde Lebensgewohnheiten praktiziert werden (Vgl. Löwel, 2006, S. 17).

5.3 Diagnostik

Durch die Diagnostik soll eine genaue Zuordnung von Symptomen und Befunden zu einer bestimmten Krankheit ermöglicht werden (Vgl. Georg Thieme Verlag, 2015, S. 1).

In diesem Kapitel wird sich auf die Diagnostik der stenosierenden KHK beschränkt, die mit Symptomen einhergeht. Als klassisches Symptom gilt die Angina pectoris. Die typische Brustenge liegt vor, wenn die Schmerzen hinter dem Brustbein von kurzer Dauer sind, vor allem durch körperliche und psychische Belastungen ausgelöst werden und sie in Ruhe oder einige Minuten nach Nitratapplikation zurückgehen. Der Ablauf des diagnostischen Vorgehens wird anhand des Algorithmus der Leitlinie für chronische KHK (Vgl. Abbildung 3) angelehnt (Vgl. BÄK, 2019, S. 15).

Kommt ein Patient mit klassischen Beschwerden, wie dem Brustschmerz zum Arzt, wird im ersten Schritt die Anamnese abgefragt, um die Art der Beschwerden und mögliche gesundheitsschädliche Verhaltensweisen mit Relevanz für die Entstehung einer KHK herauszufinden. Anschließend folgt eine körperliche Untersuchung. Differentialdiagnosen, wie Atemwegserkrankungen, sollen in diesem Schritt ausgeschlossen werden (Vgl. BÄK, 2019, S. 18), denn nur in 8-11% der Fälle, hängt der vorliegende Brustschmerz mit einer KHK zusammen (Vgl. BÄK, 2019, S. 15).

Nun wird geschaut, ob Hinweise auf ein akutes Koronarsyndrom, also dem Herzinfarkt, vorliegen. Sind Hinweise diesbezüglich vorhanden, wird der Behandlung dieses nachgegangen. Falls keine Hinweise vorliegen wird sich angeschaut, wie hoch die

5

Wahrscheinlichkeit ist, dass die Ursache der Beschwerden in einer KHK liegt. Dabei ist die Anamnese des Patienten erneut von hoher Relevanz. Angaben über das Geschlecht und Alter, bekannte Vorerkrankungen, wie Diabetes oder Angaben über die Art des Schmerzes können die Wahrscheinlichkeit einer KHK erhöhen. Zur Ermittlung der Wahrscheinlichkeit kann der sogenannte Marburger Herz-Score hinzugezogen werden. Dieser wandelt die Patientenangaben in Punkte um, welche anschließend zusammengerechnet und in Prozente umgewandelt werden. Ein Score-Wert von vier bis fünf bedeutet beispielswiese, dass die Wahrscheinlichkeit des Vorliegens einer KHK bei circa 50% liegt. Ist die Wahrscheinlichkeit letztendlich erhöht, sodass der Verdacht auf eine stabile stenosierende KHK besteht, folgt die Basisdiagnostik mit Ruhe-EKG und zusätzlicher echokardiographischer Untersuchung. Während die vorherigen Untersuchungen im Rahmen einer Hausarztpraxis durchgeführt werden können, beginnt mit der Basisdiagnostik die kardiologische Versorgungsebene. Die Ergebnisse dieser Untersuchungen werden festgehalten und es wird geschaut wie hoch die Vortestwahrscheinlichkeit für eine stenosierende KHK bei dem vorstelligen Patienten ausfällt (Vgl. Tabelle 1). Die Vortestwahrscheinlichkeit beschreibt die „Wahrscheinlichkeit des Vorliegens eines Befundes vor der Testanwendung [und] vermindert das Risiko eines Fehlergebnisses" (Albus et al., 2017, o. S.). Liegt die Vortestwahrscheinlichkeit bei mehr als 85% wird direkt mit der Therapieplanung gestartet, welche im folgenden Unterkapitel beschrieben wird, da von einer KHK als Ursache der Beschwerden ausgegangen wird. Liegt die Wahrscheinlichkeit allerdings nur zwischen 15 und 85% wird nach weiteren, nicht-invasiven Diagnostikmöglichkeiten geschaut, um den Verdacht weiter einzugrenzen. Entschieden wird erneut je nach Vortestwahrscheinlichkeit zwischen morphologischen und funktionellen Untersuchungen des Herzens. Ist nun kein normaler Befund vorhanden, wird ebenfalls mit der Therapieplanung begonnen. Andernfalls wird nach anderen möglichen Ursachen gesucht. (Vgl. BÄK, 2019, S. 18 ff.)

5.4 Therapie

Maßnahmen, die zur Behandlung einer Erkrankung dienen, werden als Therapie bezeichnet. In der Regel gibt es für eine Krankheit immer unterschiedliche Therapiemöglichkeiten (Vgl. Georg Thieme Verlag, 2015, S. 1).

Die chronische KHK ist nicht heilbar, sodass mit einer Therapie lediglich eine bessere Lebensqualität, eine Linderung von Beschwerden und vor allem die Reduktion der Mortalität des erkrankten Patienten erzielt werden soll. Im Rahmen der Behandlung wird zwischen einer konservativen und nicht-medikamentösen, einer medikamentösen und einer invasiven/ operativen Therapie unterschieden (Vgl. Welsch, 2019, o. S.).

Bei der konservativen Therapie wird auf die Veränderung bestimmter Lebensweisen abgezielt. Dabei geht es hauptsächlich um eine ausreichende körperliche Aktivität und eine gesunde Ernährung, die sich als kaloriengerecht und ballaststoffreich kennzeichnet. Der Alkohol- und Tabakkonsum sollte weitestgehend oder vollständig eingeschränkt werden. Unterstützend können Verhaltensinterventionen und die Bereitstellung von qualifizierten Beratern angeboten werden (Vgl. ebd, o. S.).

Im Rahmen der medikamentösen Therapie werden einem Patienten auf ihn abgestimmte Medikamente in angebrachter Dosis verabreicht. Dabei muss auf mögliche Wechsel- und Nebenwirkungen, Unverträglichkeiten, Allergien oder Resistenzen geachtet werden. Zu den gängigsten Medikamenten zählen beispielsweise Acetylsalicylsäure, Statine, ACE-Hemmer oder Betablocker. Sie haben alle unterschiedliche Wirkungsbereiche und werden individuell eingesetzt (Vgl. ebd, o.S.).

Die Behandlung durch operative und invasive Eingriffe wird auch als Revaskularisationstherapie bezeichnet, da durch den chirurgischen Eingriff eine Verbesserung der Durchblutung des minderversorgten Herzmuskelgewebes erzielt werden soll. Dieses wird in der Regel durch die perkutane koronare Intervention (PCI), worunter die „Erweiterung von stenosierten oder vollständig verschlossenen Koronarien" (DocMedicus, 2015, o. S.) verstanden wird, oder die Bypass-Operation umgesetzt. Als Bypass werden „Umgehungen von Blutgefäßen, die operativ angelegt werden" (Jonas, 2018, o. S.) verstanden. Vor solch einer Therapie sollte ein umfangreiches Aufklärungsgespräch mit dem Patienten stattfinden. Stimmt dieser der invasiven Behandlungsform zu, wird sie genau durchplant und anschließend durchgeführt (Vgl. Welsch, 2019, o. S.)

Unabhängig davon für welche Therapieform sich entschieden wird, muss der Patient mit einer KHK lebenslang betreut und viertel- bis halbjährlich untersucht werden (Vgl. ebd., o. S.).

5.5 Prognose

Unter einer Prognose wird die Vorhersage einer Krankheit bezüglich ihres Verlaufs, ihrer Dauer und ihrer Heilungschancen verstanden (Vgl. Georg Thieme Verlag, 2015, S. 1).

Da die chronische KHK nicht heilbar ist, dauert sie ein Leben lang an. Trotzdem muss sie nicht immer die Ursache für einen frühzeitigen Tod des Betroffenen sein. Bei frühzeitiger Erkennung, guter Therapie und optimaler Organisation und Mitarbeit des Patienten hinsichtlich einer gesunden und aktiven Lebensweise stehen die Prognosen gut, dass ein Mensch lange mit seiner Erkrankung leben kann. Vorerkrankungen, wie Diabetes oder einer Niereninsuffizienz beeinträchtigen allerdings die Prognose. Sie ist ebenfalls abhängig von der „Zahl, [..] Lokalisation und [des] Stenosierunsgrad[es] der betroffenen Gefäße" (Welsch, 2019, o. S.).

6. Fazit

Nach der Erarbeitung dieses Essays über die chronische KHK, konnten unzählige neue Erkenntnisse zu dieser Thematik gewonnen werden. Es wurde deutlich, was für eine große Bedeutung das Herz für den gesamten Körper hat und welche kleine Veränderungen bereits große Folgen für die einwandfreie Herzfähigkeit haben. Erschreckend ist die Tatsache, dass die KHK mit ihren Manifestationen immer noch als die häufigste Todesursache in Deutschland zählt, obwohl die Prognose eher positiv ausfällt. Da die Möglichkeiten in der Medizin immer weiter fortschreiten, liegt es vermutlich an den Menschen selber rechtzeitig zum Arzt zu gehen und die ungesunden Lebensstile abzulegen, um der Mortalität, Prävalenz und Inzidenz der chronischen KHK entgegen zu wirken.

7. Anhang

Anhang 1:

Abbildung 2: Todesfälle durch KHK 2003-2013

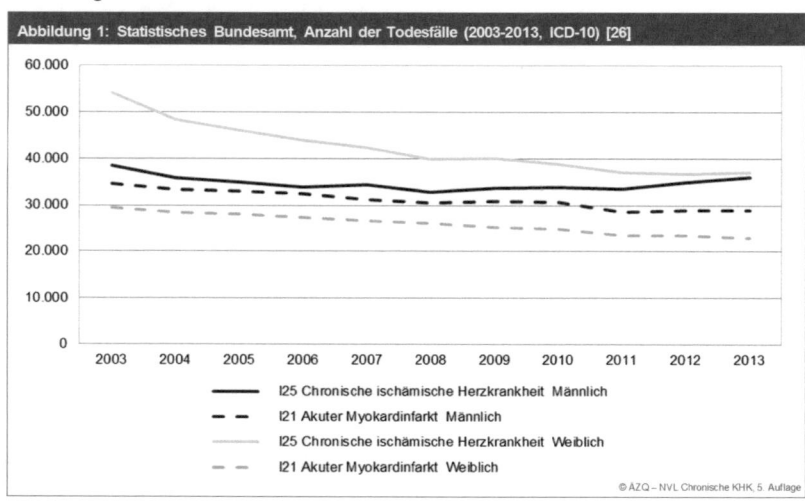

(Quelle: BÄK, 2019, S. 13)

Anhang 2:

Abbildung 3: Diagnostisches Vorgehen bei chronischer KHK

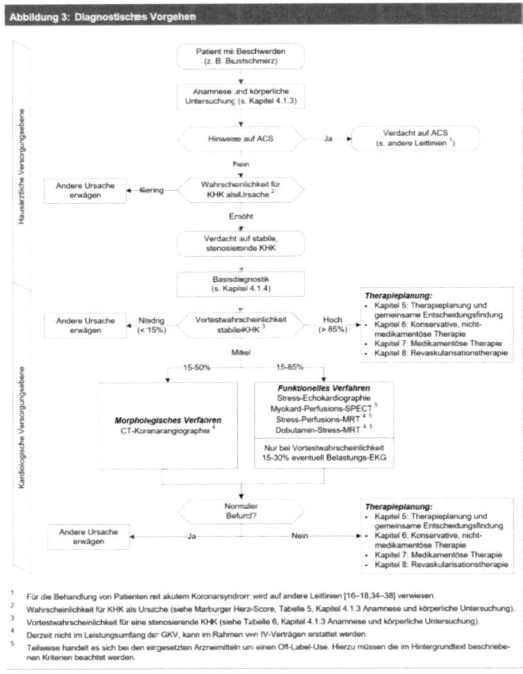

(Quelle: BÄK, 2019, S. 17)

Anhang 3:

Tabelle 1: Vortestwahrscheinlichkeiten der stenosierenden KHK

Tabelle 6: Vortestwahrscheinlichkeit für eine stenosierende KHK bei Patienten mit stabiler Brustschmerz-Symptomatik (siehe Abbildung 3)

Alter* [Jahre]	typische Angina pectoris		atypische Angina pectoris		nicht-anginöse Brustschmerzen	
	Männer	Frauen	Männer	Frauen	Männer	Frauen
30-39	59%	28%	29%	10%	18%	5%
40-49	69%	37%	38%	14%	25%	8%
50-59	77%	47%	49%	20%	34%	12%
60-69	84%	58%	59%	28%	44%	17%
70-79	89%	68%	69%	37%	54%	24%
> 80	93%	76%	78%	47%	65%	32%

* Ermittelte Wahrscheinlichkeiten für die Altersgruppen stellen die jeweiligen Schätzwerte für Patienten im Alter von 35, 45, 55, 65, 75 bzw. 85 Jahren dar.

(Quelle: BÄK, 2019, S. 20)

8. Literaturverzeichnis

Internetquellen:

Albus, Christian et al. (2017): Diagnostik der chronischen koronaren Herzkrankheit, <https://www.aerzteblatt.de/archiv/194031/Diagnostik-der-chronischen-koronaren-Herzkrankhei> (2017) [2020-08-03]

BÄK et al. (2019): Nationale Versorgungsleitline Chronische KHK, <https://www.awmf.org/uploads/tx_szleitlinien/nvl-004l_S3_KHK_2019-04.pdf> (2019) [2020-08-04]

BMBF (o.J.): Herz-Kreislauf-Erkrankungen, <https://www.bmbf.de/de/herz-kreislauf-erkrankungen-386.html> (o.J.) [2020-08-04]

BNK (o.J.): Herz-Kreislauf-Erkrankungen, <https://www.bnk.de/herz-kreislauf-erkrankungen.html> (o.J.) [2020-08-01]

Busch, Markus, Kuhnert, Ronny (2017): 12-Monats-Prävalenz einer koronaren Herzkrankheit in Deutschland, <https://e-doc.rki.de/bitstream/handle/176904/2582/JoHM_2017_01_gesundheitliche_lage4.pdf?sequence=4&isAllowed=y> (2017) [2020-08-04]

Chan, Margaret, Bloomberg, Michael R. (2016): Schleichende Katastrophe der nicht-übertragbaren Krankheiten erfordert politischen Willen, <https://www.uniklinikum-jena.de/infektionsmedizin_media/FAZ_Volkskrankheiten_2016.pdf> (2016-09-30) [2020-08-04]

DocMedicus (2015): Perkutane koronare Intervention (PCI), <http://www.gesundheits-lexikon.com/Therapie/Weitere-konventionelle-Therapien/Perkutane-koronare-Intervention-PCI-.html> (2015) [2020-08-02]

Georg Thieme Verlag (2015): Grundlagen der allgemeinen Krankheitslehre, <https://www.thieme.de/statics/bilder/thieme/final/de/bilder/tw_pflegepaedago-gik/2.1_Grundlagen_Krankheitslehre.pdf> (2015) [22020-08-04]

Gräber, Stefan (2005): Epidemiologie, <https://www.uniklinikum-saarland.de/filead-min/UKS/Aktuelles/Zeitschrift_UKS_Report/Medizinlexikon/Meizinlexikon_ab_2005/Epidemiologie.pdf> (2005) [2020-08-04]

Jonas, Ulf (2018): Bypass-OP, <https://www.qualitaetskliniken.de/behandlungen/by-pass-op/#part-270> (2018-10-28) [2020-08-03]

Löwel, Hannelore (2006): Koronare Herzkrankheit und akuter Myokardinfarkt, <https://www.rki.de/EN/Content/Health_Monitoring/Health_Reporting/GBEDown-loadsT/Herzkrankheit.pdf?__blob=publicationFile> (2006-08) [2020-08-03]

RKI (2015): Gesundheit in Deutschland. Gesundheitsberichterstattung des Bundes, <https://www.destatis.de/DE/Themen/Gesellschaft-Umwelt/Gesundheit/Gesundheitszu-stand-Relevantes-Verhalten/Publikationen/Downloads-Gesundheitszustand/gesundheit-in-deutschland-publikation.pdf?__blob=publicationFile> (2015-11) [2020-08-03]

Titscher, G. (2020): Sozioökonomische Risikofaktoren und Belastungen bei koronarer Herzkrankheit, <https://www.kup.at/kup/pdf/14633.pdf> (2020) [2020-08-03]

Welsch, Barbara (2019): Koronare Herzkrankheit (KHK), <https://www.gelbe-liste.de/krankheiten/koronare-herzkrankheit-khk> (2019-05-16) [2020-08-04]

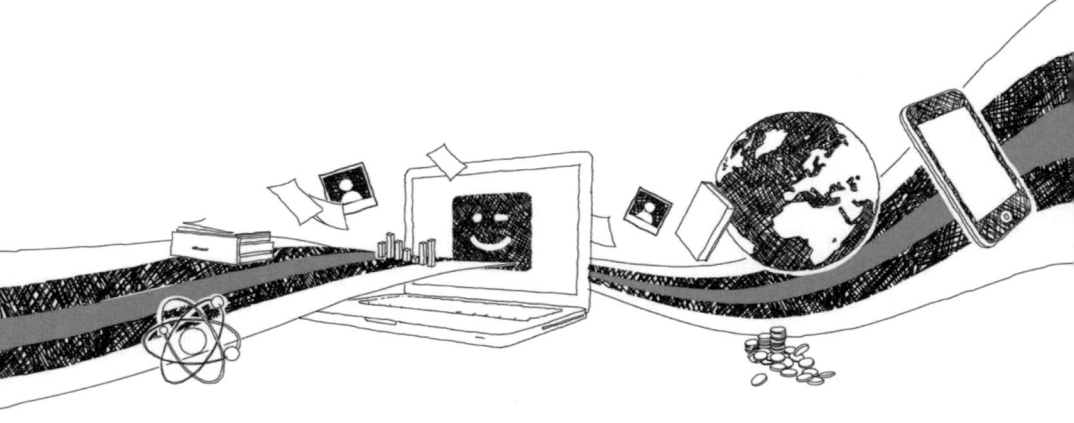
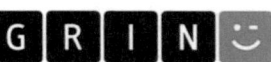